Peter Carl Simons

Maca -
Die Heilpflanze der Inkas

Eine neue Pflanze gegen Krebs, Potenz- und Erektionsprobleme und Depressionen?

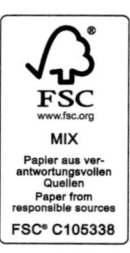

Bibliografische Information der Deutschen Nationalbibliothek:

Die Deutsche Nationalbibliothek verzeichnet diese Publikation in der Deutschen Nationalbibliografie; detaillierte bibliografische Daten sind im Internet über http://dnb.dnb.de abrufbar.

© 2015 Peter Carl Simons

Foto: Fotolia © Ildi
Illustrationen: Wikipedia
Umschlaggestaltung: Sophia Valkova
Lektorat: Annette Scholonek

Herstellung und Verlag: BoD –
Books on Demand, Norderstedt

ISBN: 978-3-7347-5926-0

Das Werk einschließlich aller Inhalte ist urheberrechtlich geschützt. Alle Rechte vorbehalten. Nachdruck oder Reproduktion (auch auszugsweise) in irgendeiner Form (Druck, Fotokopie oder anderes Verfahren) sowie die Einspeicherung, Verarbeitung, Vervielfältigung und Verbreitung mit Hilfe elektronischer Systeme jeglicher Art, gesamt oder auszugsweise, ist ohne ausdrückliche schriftliche Genehmigung des Verlages untersagt. Alle Übersetzungsrechte vorbehalten.

Die Benutzung dieses Buches und die Umsetzung der darin enthaltenen Informationen erfolgt ausdrücklich auf eigenes Risiko. Der Verlag und auch der Autor können für etwaige Unfälle und Schäden jeder Art, die sich beim Besuch von in diesem Buch aufgeführten Orten ergeben (z.B. aufgrund fehlender Sicherheitshinweise), aus keinem Rechtsgrund eine Haftung übernehmen. Rechts- und Schadenersatzansprüche sind ausgeschlossen.

Das Werk inklusive aller Inhalte wurde unter größter Sorgfalt erarbeitet. Dennoch können Druckfehler und Falschinformationen nicht vollständig ausgeschlossen werden. Der Verlag und auch der Autor übernehmen keine Haftung für die Aktualität, Richtigkeit und Vollständigkeit der Inhalte des Buches, ebenso nicht für Druckfehler. Es kann keine juristische Verantwortung sowie Haftung in irgendeiner Form für fehlerhafte Angaben und daraus entstandenen Folgen vom Verlag bzw. Autor übernommen werden. Für die Inhalte von den in diesem Buch abgedruckten Internetseiten sind ausschließlich die Betreiber der jeweiligen Internetseiten verantwortlich.

Inhaltsverzeichnis

Vorwort 9

Die Herkunft der Maca-Wurzel 12

Inhaltsstoffe und Wirkung der Maca-Wurzeln 15

Wie die Wirkungsweise der Maca-Wurzel entdeckt wurde 17

Darreichung und Einnahme 20

    Rote Maca-Wurzel 22

    Gelbe Maca-Wurzel 23

    Schwarze Maca-Wurzel 23

Anwendungsbereiche 24

    Sexualkraft / Potenz bei Männern 24

    Weibliche Fruchtbarkeit 27

    Hormonhaushalt besonders bei Frauen 27

    Gutartige Prostata-Vergrößerung 28

    Gelenkschmerzen 29

    Anpassungsfähigkeit / Adaptogene Fähigkeiten 30

    Angst-Erkrankungen 31

    Depressionen 31

    Krebs 32

Anti-aging Effekt 32
Muskel-Aufbau 33
Anämie 34
Erschöpfungszustände 34
Untergewicht 35

Kontraindikationen und Nebenwirkungen 36

Wo Sie Maca bekommen 38

Vorwort

Liebe Leserin, lieber Leser

Wer sich intensiv mit den verschiedenen Pflanzen und Naturheilmitteln auseinandersetzt, stößt doch immer wieder auf Pflanzen und Anwendungen, welche noch nicht bekannt sind oder zumindest in unserem Kulturkreis noch kaum eingesetzt werden. Gerade hier liegt noch ein riesiges, ungenutztes Potential für unser Gesundheitssystem, was gerade erst entdeckt wird. Meinen ersten Beitrag dazu habe ich mit meiner Buchpublikation zu grünem Kaffee geleistet[1].

Nun ist es mir ein großes Anliegen, Ihnen eine

---

[1] Simons, Peter Carl: Grüner Kaffee - Die Garantie zum Abnehmen?: Die grosse Lüge vom grünen Kaffee-Extrakt und wie Sie mit grünem Kaffee gesund und schnell abnehmen. 2015, BOD

weitere Pflanze und ihre Anwendungen vorzustellen, zu der es, soweit ich es überblicke, im deutschen Sprachraum noch keine eigenen Buchpublikationen gibt, die aber in Peru jedes Kind kennt und die inzwischen auch in weiteren Ländern an Bekanntheit und Beachtung gewinnt.

Die Maca-Wurzel zeichnet sich durch ein extrem breites Anwendungsspektrum aus, das von der Behandlung von Potenzstörungen, aber auch der Vorsorge gegen Fehlgeburten und der Erhöhung weiblicher Fruchtbarkeit über die Unterstützung von Krebstherapien bis hin zur Behandlung von Depressionen reicht.

Dies ist also Grund genug, Ihnen diese unscheinbare Wurzel genauer vorzustellen. Gut möglich ist, dass genau diese Pflanze, die in ihrer Heimat sogar als normales Nahrungsmittel genossen wird, einen wichtigen Beitrag zu Ihrer Gesundheit leisten kann.

Ihr

Peter Carl Simons

Die Herkunft der Maca-Wurzel

Die peruanische Maca-Wurzel wird in ihrer Heimat primär als erstklassiger Protein-Lieferant geschätzt. Die Pflanze war bis vor wenigen Jahrzehnten außerhalb der Anden selbst im restlichen Peru kaum bekannt. So ist es nicht verwunderlich, dass auch der Rest der Welt von dieser unscheinbaren Wurzel, welche in den Anden auf Höhen von etwa 3'800 bis 4'800 Metern vorkommt, kaum Notiz nahm.

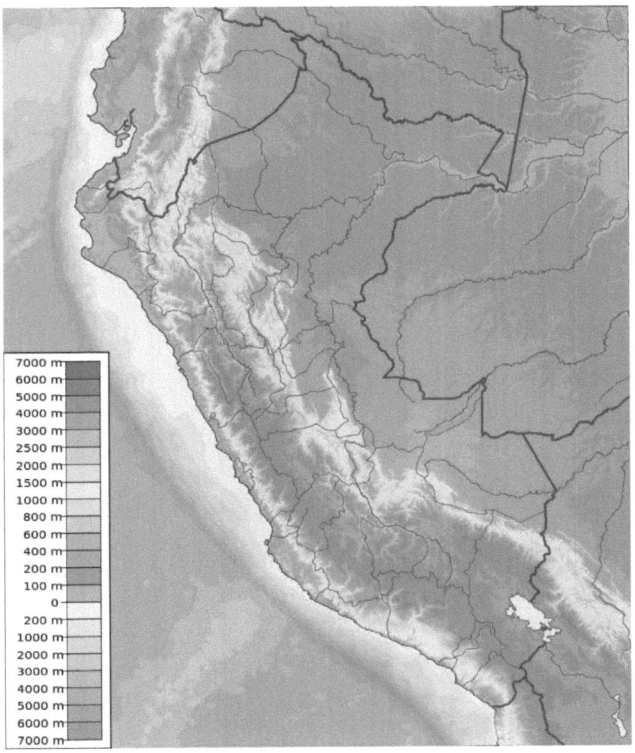

Dieser Teil der Welt wird geprägt von enormen Temperatur-Schwankungen innerhalb eines einzigen Tages. Von brütender Hitze am Mittag bis hin zu Eis in der Nacht, zusätzlich verschärft durch eisige Winde und Schneestürme ist hier alles zu finden. Sie lebt in einem Bereich, in dem die Luft dünn ist und wegen der kargen, nährstoffarmen Böden kaum etwas außer kleinen, wilden Kartoffeln und Maca wächst.

Pflanzen in dieser Region werden üblicherweise nur ein paar Zentimeter hoch und die Kraft, Nährstoffe und Lebensenergie der Pflanze werden in der Wurzel gehalten.

Genau diese Wurzel ernten die eingeborenen Völker und schätzen sie primär als Nahrungsmittel.

Inhaltsstoffe und Wirkung der Maca-Wurzeln

Die Maca-Wurzel enthält hohe Mengen an Aminosäuren, Kohlenhydrat und Mineralien wie Kalzium, Phosphor, Magnesium, Eisen, Zink sowie die Vitamine B1, B2, B12, C und E. Darüber hinaus sind verschiedene Glykos de[2] enthalten.

Insgesamt wirkt die Wurzel auf den Körper belebend und kräftigend. Sie wirkt auf den Hormonhaushalt des Körpers. Dieser beeinflusst eine Vielzahl wichtiger Prozesse im menschlichen Körper wie Verdauung, Fruchtbarkeit, Sexualkraft, Nervensystem, Vitalität, aber auch Aufnahme, Umwandlung und Einsatz von Vi-

---

[2] Wikipedia:
Glycoside, auch Glykoside sind organische chemische Verbindungen der allgemeinen Struktur R–O–Z, bei denen ein Alkohol (R–OH) über eine glycosidische Bindung mit einem Zuckerteil (Z) ve bunden ist.

taminen, Spurenelementen und Mineralstoffen.

Maca wird auch als Adaptogen bezeichnet. Damit ist gemeint, dass sie die Fähigkeit des Körpers, sich an äußere Einflüsse wie Stress, Angriffe von Krankheitserreger oder Veränderungen in den Lebensumständen besser anpassen zu können, verbessert. Im Anti-Aging-Kontext besonders interessant ist auch, dass der Pflanze der Ruf folgt, sowohl körperlichen wie auch mentalen Abbau zu verhindern oder zu reduzieren. Es findet eine positive Beeinflussung von Nebenniere und Hypophyse statt.

Wie die Wirkungsweise der Maca-Wurzel entdeckt wurde

Die Geschichte, wie die Wirkungsweise der Maca-Wurzel wiederentdeckt wurde, geht auf die Zeit der spanischen Eroberer zurück. Schon kurze Zeit, nachdem diese die Anden überwunden hatten und in den dortigen Gebieten ansässig wurden, stellten die Menschen fest, dass ihre Fruchtbarkeit abnahm und viele von ihnen nicht in der Lage waren, Kinder zu bekommen. Die wenigen Kinder, welche geboren wurden, kamen oft zu früh zur Welt oder litten unter degenerativen Missbildungen. Vielen Tieren, welche die Spanier mitbrachten, erging es ähnlich. Die einzige Ausnahme machte das Lama. Seine Fruchtbarkeit und auch die Gesundheit seiner Nachkommen veränderten sich nicht.

Die Spanier begannen sich damit auseinanderzusetzen, was die Lamas Besonderes taten und stellten fest, dass diese von der Maca-Wurzel fraßen. So begannen die Spanier die Wurzel auch ihren anderen Tieren zu verfüttern und konsumierten sie schließlich selbst, wie es die lokalen Peruaner seit Jahrtausenden taten.

In der Folge stiegen Fruchtbarkeit und Gesundheit der Nachkommen der Einwanderer wieder auf das ursprüngliche Level.

Wie hoch der Wahrheitsgehalt dieser Geschichte ist, ist schwer zu beurteilen. Man liest sie aber so oder in ähnlicher Weise in verschiedenen Quellen.

Ebenfalls ein Teil der Geschichte dieser Wurzel geht noch viel weiter zurück. Es wird berichtet, dass zur Zeit der Inkas der Konsum von Maca auf den Hof des Inkas beschränkt war. Andere Quellen berichten davon, dass es von den Inka-Kriegern eingenommen wurde, bevor sie in den Krieg zogen, um ihre Kraft und Ausdauer zu erhöhen. Diese Pflanze wurde von den spanischen Eroberern (und hier schließt sich diese Quelle wiederum an die erstgenannte an) zurück nach Spanien gebracht, wo es am Hof konsumiert wurde und sich mit der Zeit in den Adelskreisen Europas verbreitete, dann aber mit der Zeit in Vergessenheit geriet. Erst Expeditionen in den 1960er und 1980er-Jahren von europäischen und amerikanischen Forschern, welche die Heilpflanzen Perus erforschten, entdeckten sie wieder.

Darreichung und Einnahme

Der Maca-Wurzel wird eine große Zahl von positiven Auswirkungen auf die menschliche Gesundheit nachgesagt. Oft gehörte und beschriebene positive Wirkungen auf Sexualität, Kraft und Ausdauer, geistige Leistungsfähigkeit, aber auch den Hormonhaushalt, Fruchtbarkeit, Adaptionsfähigkeit und Widerstandsfähigkeit gegen körperliche und psychische Erkrankungen sind nur einige der dokumentierten Wirkungen. Daneben wird Maca zurzeit in verschiedenen Studien, beispielsweise in der Krebstherapie, untersucht.

Es werden drei Arten von Maca Wurzeln (und deren Produkte) angeboten:

- Rote Maca-Wurzel
- Gelbe Maca-Wurzel
- Schwarze Maca-Wurzel

Alle drei Formen haben mit einigen wenigen Abweichungen die gleiche Wirkung.

Die Maca-Wurzel wird in unseren Breitengraden als Puder, Pille, Kapsel oder flüssige Lösung angeboten. Sie wird üblicherweise als Nahrungsergänzung verstanden, zumal es in seiner Heimat ein »normales« Nahrungsmittel ist.

Es ist sinnvoll, mit wenig zu beginnen und die eingenommenen Dosen allmählich zu erhöhen. Die meisten Fachleute raten dabei, mit Mengen von 500-1000 mg zu beginnen und diese allmählich auf eine tägliche Einnahmemenge von 3000-5000 mg pro Tag zu erhöhen. Das entspricht dann etwa 1-2 Teelöffeln Maca-Pulver (abhängig von dessen Konzentration). Dabei ist es sinnvoll, die Einnahme über den Tag zu verteilen, da der Körper nur eine beschränkte Menge auf einmal aufnehmen kann.

Da Maca in seiner Heimat als Nahrungsmittel verwendet wird, ist eine Überdosis kaum zu befürchten. Menschen, die Medikamente einnehmen oder gesundheitlich angeschlagen sind, sollten die Einnahme von Maca aber, wie von jedem Heilmittel, vorab mit einem Fachmann ihres Vertrauens abstimmen.

Rote Maca-Wurzel

Die rote Maca-Wurzel ist die seltenste. Sie verfügt über einen besonders hohen Gehalt von Antioxidantien. Im Gegensatz zur schwarzen Maca-Wurzel hat die rote aber keinen positiven Einfluss auf die Spermien-Produktion. Trotzdem wird sie geschätzt, weil sie von den drei Formen die schmackhafteste ist.

Gelbe Maca-Wurzel

Die gelbe Maca (auch als braune Maca angeboten) hat ihre besondere Stärke bei der Erhöhung der Fruchtbarkeit von Männern und Frauen.

Schwarze Maca-Wurzel

Die schwarze Maca wird auch als lila Maca angeboten. Sie hat ihre Stärken einerseits in der Erhöhung der Spermien-Produktion (Menge und Mobilität der Spermien) bei Männern, aber auch bei der Verbesserung der Gedächtnisleistung. Diese Form führt auch in der Behandlung von Erschöpfungszuständen zu überdurchschnittlichen Resultaten.

Anwendungsbereiche

Die Maca-Wurzel findet in der Naturmedizin in der Behandlung unterschiedlicher Krankheitsbilder Anwendung. Es sind dies unter anderem:

Sexualkraft / Potenz bei Männern

Maca-Wurzel wird seit Jahrhunderten zur Steigerung der männlichen Sexualkraft eingenommen. Sie wirkt positiv auf die Steigerung der Libido und erhöht die Produktionsmenge und Qualität der Spermien. Darüber hinaus wird ihr eine positive Auswirkung auf Erektionsstörungen nachgesagt, was ihr auch den Namen »natürliches Viagra« eingebracht hat.

Verschiedene Studien zur Prüfung dieser der Maca traditionell zugeschriebenen Wirkungen wurden durchgeführt. In einer davon wurden beispielsweise männliche Ratten eingesetzt. Diesen wurde zwei Wochen lang zweimal täglich Maca-Extrakt verfüttert. Dabei wurde eine erhöhte Spermienproduktion nachgewiesen.

In einer anderen Studie wurden zwei Gruppen von Männern eingesetzt. Die einen erhielten Maca-Extrakt, die anderen ein Placebo. In den drei Monaten, welche die Studie dauerte, wurde festgestellt, dass bei der Gruppe, welche Maca-Extrakt bekommen hatten, das sexuelle Verlangen (Libido) markant anstieg.

Dieter Mann zitiert in seinem Buch »Natürliche Potenz - Was tun, wenn das »Beste Stück« streikt?[3] eine Quelle wie folgt:

---

[3] Mann, Dieter: Natürliche Potenz - was tun, wenn das »Beste Stück« streikt?, 2015, BOD

Chinesische Wissenschaftler veröffentlichen eine Studie, bei der Maca-Extrakt Mäusen verabreicht wurde, die anschließend zu 47-67 Orgasmen, in der Kontrollgruppe nur zu 16 Orgasmen in drei Stunden fähig waren.

Eine weitere Studie wurde an weißen Männern mit leichten bis mittelschweren Erektionsstörungen durchgeführt. Dabei wurde eine Gruppe von 50 Betroffenen in zwei Gruppen aufgeteilt. Die eine erhielt über eine längere Zeit Placebos, die andere ein Maca-Extrakt. Nach der Auswertung der Daten wurde festgestellt, dass es bei den Männern, welche Maca-Extrakt erhielten, zu einer signifikanten Verbesserung ihrer Erektionsfähigkeit kam.

Weibliche Fruchtbarkeit

In einer Studie in einem australischen Magazin wurde festgestellt, dass peruanische Frauen, welche Maca seit ihrer Kindheit aßen als Erwachsene weit fruchtbarer waren als Frauen, welche dies nicht taten.

In einer weiteren Studie wurden weibliche Mäuse mit Maca-Extrakt gefüttert. Dabei wurde festgestellt, dass die Mäuse, nachdem sie einige Zeit Maca-Extrakt erhalten hatten, größere Würfe zur Welt brachten.

Hormonhaushalt besonders bei Frauen

Maca wirkt auf den Hormonhaushalt besonders bei Frauen. Aus diesem Grund wird der Extrakt gerade zur Linderung von Beschwerden des prämenstruellen Syndroms (PMS) sowie der Menopause eingesetzt. Auch zur Behandlung von Lubrikationsmangel (Mangel an Scheidenflüssigkeit) oder Osteoporose wird Maca eingesetzt. Diese und weitere Symptome, welche auf einem hormonellen Ungleichgewicht beruhen, gelten als ein wichtiger Anwendungsbereich des Wurzel-Extraktes.

Zur Überprüfung wurde Ratten, die durch die Entnahme der Eierstöcke unter Osteoporose litten, Maca in einer alkoholischen Lösung verabreicht. Es zeigte sich, dass Maca zu einer erheblichen Reduktion der Osteoporose-Erkrankungen führte. Aus diesem Grund wird Maca in den USA von vielen Frauen als natürlichen Ersatz einer Hormon-Ersatztherapie in der Menopause eingesetzt.

Gutartige Prostata-Vergrößerung

Maca wird in der Naturmedizin zur Behandlung gutartiger Prostata-Vergrößerungen eingesetzt. Die positive Wirkungsweise basiert auf den östrogenen Komponenten der Maca.

In einer Studie mit männlichen Ratten mit vergrößerter Prostata wurde festgestellt, dass es nach der Einnahme von Maca zu einer signifikanten Verkleinerung der Prostata kam.

Gelenkschmerzen

Maca reduziert die Gelenkschmerzen besonders bei Frauen nach der Menopause.

In einer Studie wurde der Maca-Extrakt zusammen mit Katzenklaue eingenommen. Die beteiligten Frauen erhielten zwei Monate lang zweimal täglich 1.8g der Mischung. Dabei ergab sich eine signifikante Reduktion der Gelenkschmerzen.

Anpassungsfähigkeit / Adaptogene Fähigkeiten

Wikipedia schreibt:

Adaptogen ist eine alternativmedizinische Bezeichnung für pflanzliche Zubereitungen und Drogen, die dem Organismus helfen sollen, sich an Stresssituationen anzupassen und einen positiven Effekt bei Stress-induzierten Krankheiten ausüben.

Der Maca-Wurzel wird nachgesagt, ein starkes Adaptogen zu sein, welches das Immunsystem des Körpers aktiviert und dabei bei der Abwehr von Krankheiten wirkt. Es erhöht die Produktion von Cortisol, welches der Körper zur Stressverarbeitung benötigt.

Angst-Erkrankungen

Maca hat eine stimmungsaufhellende Wirkung und deshalb einen positiven Einfluss bei Angst-Erkrankungen. Mehrere Studien haben diesen positiven Zusammenhang speziell bei entsprechenden Erkrankungen von Frauen in der Menopause nachgewiesen.

In 2009 publizierte Dr. Tori Hudson in »Integrative Medicine« einen Bericht über eine Untersuchung an einer 48-jährigen Frau. Nach der Einnahme von Maca während sechs Wochen wurde eine Reduktion des Angstlevels von ca. 50% festgestellt.

Depressionen

Maca erhöht die kognitiven Fähigkeiten des Gehirns und wird unterstützend in der Behandlung von Depressionen eingesetzt. Besonders positive Erfahrungen existieren bei psychischen

Beeinträchtigungen im Umfeld der Menopause.

Sowohl die Steigerung der kognitiven Fähigkeiten wie auch die antidepressive Wirkung wurden in wissenschaftlichen Tests nachgewiesen.

Krebs

Es werden zurzeit Untersuchungen durchgeführt, inwieweit Maca in der Krebsprävention und der Behandlung von Krebs eine Rolle spielen kann. Erste Tests in Zusammenhang mit Magen- und Leberkrebs stimmen zuversichtlich.

Anti-aging Effekt

Manche Untersuchungen legen nahe, dass Maca den Alterungsprozess verlangsamen kann. Grundlage dieser Beobachtung liegt darin, dass Maca den Steroid-Level erhöht. Dieser aber sinkt im normalen Alterungsprozess ab und verursacht den Abbau von Muskeln, das Ansetzen von Fettzellen und den Abbau von geistiger Vitalität.

Zusätzlich besteht auch ein positiver Effekt basierend auf den enthaltenen Antioxidantien. Diese wurden in einer Studie nachgewiesen.

Muskel-Aufbau

Maca hat einen positiven Einfluss auf den Aufbau von Muskelmasse. Es ist damit eine natürliche Alternative zu anabolischen Stereoiden und deren Nebenwirkungen.

Im Body-Building-Kontext wird dieser Stoff sehr geschätzt und zunehmend auch in Europa angeboten.

Anämie

Durch den hohen Eisen-Gehalt der Maca-Wurzel ist diese in ihrer Heimat ein wichtiges Naturheilmittel gegen Blutarmut.

Erschöpfungszustände

Maca wirkt energetisierend. Speziell die schwarze Maca-Wurzel und ihre Extrakte werden auch als natürlicher Energielieferant eingesetzt.

Eine erprobte Anwendung ist es, am Morgen statt dem »Start-Kaffee« Maca-Wurzel-Extrakt einzunehmen. Dies erhöht den Energie-Level der Person maßgeblich und hält länger an, als dies beispielsweise Kaffee oder Tee vermögen.

Untergewicht

Maca ist eine Pflanze, die Zeit ihres Lebens Nähr- und Vitalstoffe in ihrer Wurzel einlagert. Die damit aufgebaute Mischung verfügt über einen hohen Nährwert. Zugleich wirkt Maca appetitanregend. Somit ist Maca eine ideale Nahrungsergänzung für Menschen, die unter Untergewicht leiden.

Kontraindikationen und Nebenwirkungen

Nachdem Maca in ihrer Heimatregion als Nahrungsmittel konsumiert wird, ist im Normalfall keine Überdosierung zu befürchten. Gleichwohl existieren einige Vorerkrankungen, bei welchen von der Einnahme von Maca abgeraten wird. Sollten Sie zu einer der genannten Gruppen zählen, darf Maca-Wurzel-Extrakt ausschließlich nach Absprache mit einem Arzt eingenommen werden. Selbstverständlich ist auch in allen anderen Fällen die Konsultation eines Fachmanns empfohlen, bevor Maca oder irgendwelche anderen Wirkstoffe eingenommen werden.

- Hashimoto-Syndrom
- Kropfbildung
- Allergie
- Schlaf- und Verdauungs-Störungen

Maca wird von peruanischen Frauen seit Jahrhunderten auch während der Schwangerschaft konsumiert. Trotzdem ist es sinnvoll, hierbei Vorsicht walten zu lassen, zumal wenn man nicht an die Einnahme von Maca gewöhnt ist, sollte man dies nicht während der Schwangerschaft beginnen und die Einnahme in jedem Fall mit dem Arzt seines Vertrauens abstimmen.

Wo Sie Maca bekommen

Maca-Wurzel-Extrakt wird heute von verschiedensten Anbietern abgefüllt und verkauft. Eine Vielzahl davon stammt aus dem Body Building-Umfeld, wo Maca hauptsächlich zur Unterstützung des Muskel-Aufbaus eingesetzt wird.

Bei der Produktauswahl sollte in jedem Fall darauf geachtet werden, dass das Produkt von einem europäischen Abfüller (der sich an europäische Gesetzgebung in Bezug auf Produktqualität und Zusatzstoffe hält) stammt. Vor der Einnahme von No-Name-Produkten wird gewarnt, da es dabei viele Anbieter gibt, welche schlechte Qualität anbieten.

Daneben ist selbstverständlich die enthaltene Wirkstoffmenge ausschlaggebend.